AF385184

DES

TROUBLES DE LA VISION

DANS L'HYSTÉRIE

PAR

Ernest BONNEFOY,

Docteur en médecine de la Faculté de Paris,
Ex-chef de clinique ophthalmologique.

PARIS

A. PARENT, IMPRIMEUR DE LA FACULTÉ DE MÉDECINE

RUE MONSIEUR-LE-PRINCE, 29 ET 31

1874

DES

TROUBLES DE LA VISION

DANS L'HYSTÉRIE

PAR

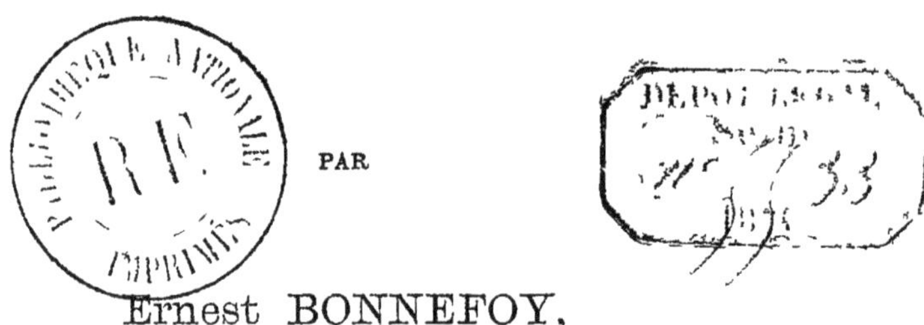

Ernest BONNEFOY,

Docteur en médecine de la Faculté de Paris,
Ex-chef de clinique ophthalmologique.

<hr>

PARIS

A. PARENT, IMPRIMEUR DE LA FACULTÉ DE MÉDECINE

RUE MONSIEUR-LE-PRINCE, 29 ET 31

1874

DES

TROUBLES DE LA VISION

DANS L'HYSTÉRIE

Nous devons à la bienveillance de M. Charcot d'avoir pu étudier, dans des conditions tout à fait exceptionnelles, une affection qui, par la singularité et la variété des phénomènes qu'elle présente, nous a paru digne du plus grand intérêt.

C'est le résultat de ces études que nous venons exposer ici.

Nous prions MM. Charcot et Onimus d'agréer l'hommage de notre vive reconnaissance pour tout l'intérêt qu'ils ont bien voulu nous porter.

DIVISION DU SUJET.

Dans les troubles de la vision, nous comprendrons d'un côté la diminution plus ou moins considérable de l'acuité visuelle, depuis une légère amblyopie jusqu'à l'amaurose complète; d'un autre côté, les phénomènes de dyschromatopsie que présentent les malades que nous avons observés.

En divisant ainsi notre sujet, nous ne voulons pas faire de chaque division une affection à part, indépendante l'une de l'autre. On les rencontre, au contraire, le plus souvent concomitantes; et si l'on a cité des observations de malades atteints de dyschromatopsie, qui présentaient néanmoins une acuité visuelle normale, nous devons convenir que ce sont là des cas tout à fait exceptionnels, que nous n'avons jamais rencontrés chez les malades qui ont été l'objet de nos recherches.

Nous avons cru cependant devoir admettre cette division, afin de donner au sujet que nous traitons le plus de clarté possible.

PREMIÈRE PARTIE

Amblyopie et Amaurose.

HISTORIQUE.

Les troubles visuels dans l'hystérie ont été signalés depuis fort longtemps ; mais un exposé succinct des diverses formes qu'ils affectent n'existe que depuis peu. Si en effet nous jetons un regard sur les ouvrages les plus complets sur l'hystérie qui ont paru avant la seconde moitié de ce siècle, nous ne trouvons aucune description de cette affection ; c'est à peine si elle a été signalée dans les travaux de Georget (1), de Louyer-Villermay (2), de Dubois (d'Amiens) (3).

Briquet, le premier (4), frappé de la singularité des troubles visuels qu'accusaient quelques-unes de ses malades, s'est appliqué à rechercher si ces troubles étaient aussi rares qu'on l'avait cru jusqu'alors. C'est ainsi que, par un examen attentif de chaque œil pris séparément chez un grand nombre de malades, il s'est convaincu que ce symptôme existait très-fréquemment, à un degré plus ou moins grand, et que s'il avait été si souvent méconnu, cela tenait à ce que l'amblyopie se

(1) Georget, article Hystérie *in* Dictionnaire de médecine et de chirurgie pratiques, 1837, t. XVI.

(2) Louyer-Villermay, Traité des maladies nerveuses ; Paris, 1816.

(3) Dubois (d'Amiens), Histoire philosophique de l'hypochondrie et de l'hystérie, 1847.

(4) Briquet, Traité complet de l'hystérie, 1847.

déclarait presque toujours à un seul œil, l'autre œil conservant une acuité visuelle normale. On pouvait ainsi s'expliquer comment un état amblyopique parfois très-considérable, existant à un œil, avait pu échapper pendant longtemps à la malade elle-même.

En quoi consistaient ces troubles visuels? Briquet admet que la rétine peut présenter de nombreux degrés d'anesthésie, depuis une diminution légère de la sensibilité jusqu'à l'amaurose absolue; mais ce n'est pas tout : « chez quelques hystériques l'amaurose n'intéresse qu'une partie de la rétine et le plus ordinairement une de ses moitiés latérales, soit la moitié interne, soit la moitié externe; et alors les malades ne voient que les objets qui peignent leur image sur son côté sain, tout un côté des corps qui se trouvent dans le champ de la vision restant inaperçu » (1). Enfin cet auteur a remarqué que quelques malades voyaient les draps de lit et le papier en gris, et que sur un livre elles n'apercevaient que du gris plus foncé sur du gris moins foncé; toutefois il ne signale pas les phénomènes de dyschromatopsie. Quant au pronostic de cette affection, il le considère comme toujours bénin : « L'amaurose hystérique a une durée qui varie de quelques jours à quelques mois, *jamais au delà.* »

En Allemagne ces désordres visuels ont été peu étudiés, et de Graëfe lui-même semble n'y avoir attaché qu'une importance tout à fait secondaire : « Nous considérons le pronostic de ces anesthésies rétiniennes comme favorable. Très-souvent la guérison est complète en quelques semaines... Ce n'est que dans des

(1) Briquet, loc. cit.

cas isolés que j'ai vu l'amélioration rester imparfaite, même après une longue durée... *je n'ai jamais vu ces formes devenir des amauroses progressives* (1).

Les traités spéciaux d'oculistique écrits en français ne font que signaler cette affection sans s'y appesantir. MM. Charcot (2) et Galezowski (3) ont complété les recherches de Briquet et, les premiers, ils ont signalé un des phénomènes oculaires les plus intéressants que l'on rencontre dans l'hystérie : la dyschromatopsie.

SYMPTOMATOLOGIE.

L'amblyopie hystérique peut se présenter à des degrés divers jusqu'à l'amaurose complète ; elle n'occupe généralement qu'un seul œil, et, dans ce cas, c'est presque toujours l'œil gauche ; mais lorsqu'elle est ancienne elle peut atteindre aussi l'autre œil. Rarement elle débute d'emblée ; presque toujours l'anesthésie occupe d'abord une portion limitée de la rétine, pour s'étendre consécutivement de plus en plus et envahir enfin tout le champ de la vision. Lorsque cette anesthésie occupe un point de la périphérie de la rétine, elle donne lieu à un *retrécissement du champ visuel ;* si elle occupe une partie centrale c'est un *scotome.* Il arrive aussi fréquemment que le champ visuel est séparé en deux par une ligne verticale ; d'un côté de cette ligne la perception des objets se fait à peu près normalement, tandis que du côté opposé il n'y a aucune sensation de lumière. Cet

(1) A. de Graëfe, Clinique ophthalmologique. Trad., par E. Meyer, 1866, p. 213-214.
(2) Charcot, Leçons faites à la Salpêtrière, 1873 et 1874.
(3) Galezowski, Traité des maladies des yeux.

état a reçu le nom d'*hémiopie*. Enfin, il est des cas dans lesquels la sensibilité de la rétine restant parfaitement normale, les malades ne peuvent cependant se livrer au delà de quelques minutes à un travail appliquant; on a donné à ces troubles visuels le nom d'*asthénopie*. Etudions successivement chacun de ces symptômes.

Anesthésie partielle de la rétine. — L'anesthésie réti-nienne débute d'ordinaire brusquement à la suite d'une violente attaque d'hystérie ; elle persiste de quelques heures à quelques jours, mais elle ne tarde pas long-temps à s'amender et l'amaurose disparaît parfois en aussi peu de temps qu'elle en avait mis à se déclarer.

Toutefois, elle ne disparaît pas en général d'une manière complète. Le plus souvent une portion plus ou moins étendue de la rétine reste insensible et cette anesthésie elle-même présente des degrés très-variés : tantôt la forme des objets est très-nettement perçue, mais la malade ne peut en déterminer exactement la couleur ; tantôt ces mêmes objets sont aussi perçus, mais vaguement, comme à travers un verre fumé très-foncé ; tantôt enfin la portion de la rétine atteinte est tout à fait insensible à l'action de la lumière. Ces trois degrés d'amblyopie partielle ne sont pas constants chez une même malade, ils se succèdent l'un à l'autre dans un espace de temps parfois très-court ; quelquefois même si l'état hystérique n'est pas très-prononcé, si les attaques sont très-éloignées l'une de l'autre, ces phé-nomènes disparaissent complètement pour reparaître avec les mêmes alternatives, après une nouvelle attaque.

Comme nous l'avons déjà dit, cette anesthésie peut

occuper sur la rétine des points très-variés, mais le plus souvent c'est la périphérie qui est atteinte la première. Mais si l'état hystérique persiste et s'aggrave, le champ visuel se rétrécit de plus en plus ; la cécité pour les couleurs apparaît d'abord, puis l'anesthésie envahit toute une moitié du champ visuel, et l'on observe alors le phénomène de l'*hémiopie*.

Hémiopie. — L'hémiopie ne se montre pas dès le début, elle est toujours précédée du rétrécissement du champ visuel, elle siége le plus souvent à gauche, et M. Galezowski a remarqué que dans ce cas l'hémiopie était interne, tandis que quand elle siége à droite elle serait externe. Enfin cet auteur rapporte l'observation d'une jeune femme qui, après avoir présenté une amaurose double complète, recouvra la vue pour une moitié du champ visuel des deux côtés, et dans ce cas aussi l'hémiopie était interne à gauche et externe à droite.

Toutefois, nous avons pu nous convaincre que cette règle n'est pas absolue, et l'on verra bientôt que chez la femme Etchevery, dont nous rapportons l'observation, l'hémiopie qui était interne à l'œil gauche, avant que cet œil fût complètement amaurotique, est aussi interne à l'œil droit. L'hémiopie n'est jamais absolue, c'est-à-dire que dans aucun cas, la sensibilité étant abolie d'un côté de la rétine, l'autre côté n'est jamais parfaitement intact ; l'acuité visuelle a aussi baissé et l'on observe déjà un degré parfois très-avancé de cécité pour les couleurs.

Scotomes. — Plus rarement l'anesthésie occupe une portion centrale de la rétine et, comme dans le premier cas, ou bien le scotome consiste simplement dans la cécité des couleurs, comme l'a remarqué M. Galezowski, ou bien la perception de la lumière est nulle. M. A. Sichel rapporte à ce sujet deux observations fort intéressantes (1).

Il s'agit dans le premier cas d'un jeune homme de 28 ans, d'une constitution délicate, présentant de véritables attaques d'hystérie, avec anesthésie partielle du côté droit. A la suite d'une violente attaque, la vue de l'œil droit fut subitement abolie pour faire place plus tard à un scotome central. Ce scotome variait de forme et d'étendue d'un jour à l'autre, suivant l'intensité plus ou moins grande des phénomènes généraux. Cet état persista pendant un an et demi environ, et il ne disparut que sous l'influence d'une médication reconstituante et antispasmodique, par laquelle les phénomènes nerveux s'amendèrent complètement.

Le sujet de la seconde observation est une fille hystérique âgée de 26 ans, qui présenta des troubles visuels analogues à ceux rapportés dans le premier cas. Ces troubles disparurent également sous l'influence du traitement général.

Asthénopie. — Il est des cas, avons-nous dit, où la sensibilité rétinienne demeurant normale, les yeux de la malade présentent néanmoins des troubles fonctionnels parfois très-intenses. La malade ne peut se livrer, au delà de quelques instants, à tout travail de lecture ou de couture sans éprouver aussitôt une fatigue excessive. C'est d'abord une tension frontale, faisant

(1) A. Sichel fils, De l'anesthésie rétinienne, in *Annales d'oculistique*, t. LXIII, p. 201.

bientôt place à une véritable douleur occupant la région sus-orbitaire et s'étendant vers la région tempo-
rale : en même temps, les objets deviennent indistincts
et confus, et la malade ferme involontairement les yeux.
Il nous a été donné d'observer à la Salpêtrière une
jeune fille hystérique qui, pour lire de gros caractères
que nous lui présentions, fermait un œil et penchait
la tête de côté. Frappé de cette attitude, nous l'avons
examinée à l'ophthalmoscope, et nous avons remarqué
une papille ovale, semblable à celle que l'on aperçoit
chez les astigmates. Examinée quelques jours plus
tard, la malade ne présenta rien d'analogue : elle lisait
parfaitement les caractères que nous lui présentions,
sans prendre l'attitude spéciale que nous avions remar-
quée. A l'examen ophthalmoscopique, la papille parais-
sait parfaitement ronde. Ces troubles visuels sont dus
évidemment à une contraction spasmodique du muscle
ciliaire.

Malgré des troubles si nombreux, l'examen ophthalmoscopique ne révèle rien, ou presque rien, et per-
sonne, croyons-nous, n'a signalé aucune lésion pouvant
expliquer l'intensité parfois si considérable des troubles
visuels que l'on observe dans l'hystérie.

Nous pensons donc qu'il n'est pas sans intérêt de
rapporter ici l'observation d'une malade que nous avons
vue à maintes reprises dans le service de M. Charcot, à
la Salpêtrière, et chez laquelle il nous a été permis de
reconnaître par l'examen ophthalmoscopique des lésions
parfaitement caractérisées.

Cette femme, si intéressante par la singularité et l'intensité des phénomènes qu'elle présente, est devenue
presque célèbre, et cela nous permettra de ne pas nous

étendre trop longuement sur son histoire. M. le professeur Charcot, dans ses leçons cliniques faites à la Salpêtrière, nous l'a signalée à diverses reprises, et M. Hélot en a fort bien décrit l'observation dans sa thèse inaugurale (1). Quant aux troubles visuels, la partie qui nous intéresse ici plus spécialement, M. Galezowski en a analysé les diverses manifestations avec beaucoup de soin (2); nous avons enfin nous-même donné une description de l'aspect que présentait le fond de l'œil, lorsqu'il nous a été permis de reconnaître l'existence d'une lésion bien caractérisée (3).

OBSERVATION (4).

Madame Etchevery (Justine), âgée de 47 ans, entre à la Salpêtrière, le 15 juin 1869, dans le service de M. Charcot. C'est en 1861 qu'elle a eu une première attaque d'hystérie; à la suite de cette attaque elle est devenue presque complètement aveugle, distinguant à peine la nuit du jour. Elle ne recouvre la vue, et une vue imparfaite, qu'au bout de six mois. Depuis lors, des attaques ont continué à se produire de loin en loin, et à la suite de chacune d'elles les troubles de la vision s'accentuaient davantage.

A son entrée à la Salpêtrière on constate l'état suivant :

1° Une hémiplégie gauche avec flaccidité du membre supérieur et contracture du membre inférieur.

2° Une hémi-anesthésie et de l'achromatopsie du même côté. Les muqueuses sont insensibles. A gauche la vue est trouble; la malade dit qu'elle voit plus distinctement quand elle ferme l'œil gauche. Les deux pupilles sont très-contractiles. Elle dit qu'en fermant l'œil droit elle voit deux ou trois plumes superposées quand

(1) Hélot, Etude sur quelques cas d'hémiplégie hystérique, 1870.

(2) Galezowski, Quelques considérations sur la cécité, par cause pathologique pour les couleurs, in *Annales d'oculistique*, t. LXV.

(3) E. Bonnefoy, Observation d'un cas d'amaurose hystérique, in *Mouvement médical* du 30 mai 1873.

(4) Résumée d'après l'observation publiée par M. Hélot, et continuée par M. Svynos.

on lui présente une plume horizontalement située; tandis que si l'on place cet objet dans le sens vertical, elle le voit simple. La malade affirme aussi voir double l'infirmière qui est à 2 mètres à droite du lit.

M. Galezowski résume ainsi les résultats de l'examen qu'il a fait subir à la malade (juin 1869). « Une hémiopie interne de l'œil gauche avec une diminution de l'acuité visuelle dans tout le champ visuel. Elle ne distingue en outre aucune couleur de l'œil gauche, tandis que de l'œil droit elle distingue parfaitement toutes les nuances des couleurs. Pour le gauche, il n'y a que le blanc, le noir, et le gris qui existent; toute couleur apparaît, soit blanche, soit grise ou noire, suivant qu'elle est plus ou moins foncée.

A l'examen ophthalmoscopique, fait en présence de M. Charcot, nous n'avons rien trouvé ni dans la papille, ni dans la rétine. La papille est aussi rouge et normale du côté malade que du côté sain. Le fait d'*hémiopie latérale* et de l'*insensibilité* pour les couleurs, je l'ai déjà observé dans les attaques hystériques avec une insensi-bilité complète de toute une moitié du corps. »

Les autres sens comme l'odorat, le goût, l'ouïe sont abolis à à gauche.

En même temps que ces troubles du côté de la motilité, de la sensibilité, et des organes des sens, la malade présentait aussi :

1° Boule hystérique; céphalalgie à la tempe droite; rarement des vomissements; gêne de la déglutition; ballonnement du ventre, constipation opiniâtre.

2° Du côté des voies urinaires, paralysie de la vessie depuis un an, qui nécessitait le cathétérisme.

3° Du côté de la poitrine, un peu d'oppression et des palpita-tions.

4° Du côté des organes génitaux; les fonctions utérines fort irrégulières; douleur vive à l'hypogastre; les ovaires et surtout le gauche sont le siége d'une tuméfaction manifeste.

Vers le mois d'août 1869, M. Galezowski constate une hémiopie droite de l'œil gauche par une ligne médiane parfaitement verti-cale. Le champ visuel de l'œil droit est limité sur le côté externe, et sa ligne de démarcation est aussi une ligne verticale.

Examen ophthalmoscopique. — A. OEil gauche.—La papille gauche est plus rouge que la droite; de là un peu moins de netteté dans son contour; cette rougeur est due à la réplétion des capillaires, les gros vaisseaux parfaitement normaux. Cette altération, ainsi que les troubles fonctionnels de la vue, s'est parfaitement produite depuis le dernier examen.

B. OEil droit. — La papille et le fond de l'œil de ce côté, au contraire, sont identiquement dans le même état que lors de la première inspection.

En résumé, troubles fonctionnels du côté droit, survenant à la suite des désordres existant du côté gauche, et suivant la même marche que ceux-ci dans leur invasion.

1870-71. Rien de particulier du côté des yeux.

Février 1872. La vue a baissé sensiblement. L'examen ophthalmoscopique a donné à M. Galezowski le résultat suivant : « *Rétine fortement pigmentée?* (1), papille normale. »

Février 1873. A cette époque, nous voyons la malade pour la première fois. A l'œil gauche il n'y a plus aucune sensation de lumière. L'acuité visuelle de l'œil droit est encore assez bonne, et, avec les lunettes dont elle se sert, elle lit assez facilement les caractères ordinaires.

Chromatoscopie. — La malade perçoit parfaitement le *rouge*, le *noir*, le *blanc*; le *vert* et le *bleu* paraissent *noirs*, le *jaune* est vu *marron.*

Examen ophthalmoscopique. — *Œil gauche.* La papille est très-injectée, gonflée, d'un aspect rougeâtre, ses contours sont diffus; les artères de la rétine présentent un calibre à peu près normal, mais les veines sont larges, sinueuses. Des exsudats sont disséminés çà et là sur la rétine le long des vaisseaux, qui se trouvent

(1) La malade est brune, et comme chez tous les individus bruns l'aspect du fond de l'œil est plus foncé ; mais nous n'avons jamais trouvé de trace de pigment dans la rétine, ce qui du reste constituerait un état pathologique connu sous le nom de rétinite pigmentaire. M. Galezowski aura sans doute commis un *lapsus calami.*

ainsi voilés en divers points. Ces divers caractères nous ont fait penser qu'il s'agissait ici d'une névro-rétinite. Ce diagnostic fut du reste confirmé par M. Galezowski, quelques jours après.

Œil droit. — La papille présente un aspect normal, les vaisseaux de la rétine semblent un peu gonflés.

Depuis cette époque, nous avons suivi cette malade avec le plus vif intérêt. Elle n'a plus eu d'attaque proprement dite, mais, de temps en temps, elle a éprouvé de violents maux de tête, qui duraient plusieurs jours, et à la suite desquels la vue de l'œil droit baissait progressivement. L'examen ophthalmoscopique nous a révélé un phénomène curieux. Lorsque la malade n'avait pas éprouvé depuis un temps assez long ces maux de tête, l'aspect de l'œil gauche se modifiait. L'injection de la papille était moins prononcée, ses contours paraissaient plus nets, les vaisseaux étaient moins engorgés ; mais, dès que survenait une nouvelle *poussée*, on pouvait observer à des degrés variés les caractères que nous avons précédemment décrits.

Etat actuel. — L'état de l'œil gauche n'a pas changé, il n'y a aucune sensation de lumière. L'amblyopie qui existait à l'œil droit s'est accrue progressivement, la malade ne peut plus lire que difficilement des caractères très-gros, le champ visuel est fortement rétréci ; il y a une hémiopie interne, la malade ne peut apercevoir la main que du côté droit, et encore ne faut-il pas que la main soit trop éloignée du centre du champ de la vision.

Chromatoscopie. — La cécité pour les couleurs est

absolue, la malade ne perçoit que des nuances plus ou moins foncées, depuis le *gris clair* jusqu'au *noir*.

Examen ophthalmoscopique. Œil gauche — Au premier abord, on est frappé par l'aspect de la papille, dont la pâleur contraste avec la teinte rougeâtre que l'on avait d'abord observée, et qui existe actuellement à l'œil droit. Les bords sont diffus, les artères sont minces, filiformes, en partie atrophiées ; les veines sont larges, mais ne présentent pas de sinuosités. On aperçoit de petits exsudats séreux disséminés çà et là le long des vaisseaux, mais le fond de l'œil présente un aspect tout différent de celui de l'œil droit : l'image de la rétine n'est reflétée qu'à travers un voile diffus, étendu uniformément sur toute l'étendue de cette membrane, et qui rappelle un peu celui que l'on observe dans la rétinite syphilitique.

Œil droit. — La papille est rouge, injectée, un peu gonflée ; une exsudation blanchâtre voile les vaisseaux, surtout vers la partie supérieure et interne de la papille. Cette exsudation s'étend sur la rétine le long des vaisseaux, et forme, en plusieurs points, des plaques blanchâtres opaques. Les artères sont un peu gonflées ; les veines sont larges, sinueuses, fortement congestionnées. En dehors des plaques exsudatives, le fond de l'œil présente un aspect normal.

En résumé, l'œil gauche présente tous les signes d'une atrophie commençante du nerf optique, consécutive à la névrite. Cette névrite est parfaitement manifeste à l'œil droit ; et tout nous fait présumer que la marche de la maladie sera ici la même que celle du côté gauche.

ÉTIOLOGIE.

Quelle est la cause de cette névrite? M. Galezowski pense qu'il se passe ici un phénomène analogue à celui rapporté par M. Maurice Raynaud dans le cas d'asphyxie locale des extrémités (1). Dans cette affection on observe des amblyopies intermittentes qui se déclarent pendant l'intervalle des accès. M. Raynaud s'est appliqué à rechercher à quoi tenaient ces troubles visuels ; voici ce qu'il a observé : « L'artère centrale de la rétine, et les artères qui en naissent présentent dans toute leur étendue des contours très-clairs ; de plus, on constate très-nettement qu'elles sont plus étroites dans leur portion originelle au niveau de la papille qu'à la périphérie ; par moment on y rencontre des sortes d'étranglements partiels... Les veines sont le siége de battements extrêmement remarquables... Les pulsations se font remarquer par une intensité et par une étendue tout à fait insolites... On peut les constater à la fois sur trois vaisseaux au moins, et sur presque tous les capillaires veineux. »

M. Galezowski a cru reconnaître un état analogue chez notre hystérique : « La branche principale de l'artère centrale présente une dilatation fusiforme, tandis que près de la papille, elle paraît être en état de contraction spasmodique. Il y a donc lieu de supposer que tous ces désordres sont dus à la contraction spasmodique des artères par place, et à leur dilatation dans d'autres

(1) M. Raynaud, Nouvelles recherches sur la nature et le traitement de l'asphyxie locale des extré nités, in *Archives générales de médecine*, janvier 1874.

endroits. De là des congestions capillaires sur certains points et des anémies sur d'autres, ce qui amène une infiltration séreuse péripapillaire. »

Nous n'admettrons pas cette étiologie proposée par M. Galezowski. Il nous semble que cet auteur a voulu assimiler deux affections bien différentes, et que ce dé-sir lui a fait prendre pour la réalité ce qui n'était peut-être qu'une illusion. Pendant près de deux ans, nous avons examiné cette malade à de nombreuses reprises ; d'autres personnes l'ont examinée avec nous : dans au-cun examen nous n'avons pu constater le phénomène qu'avait cru remarquer M. Galezowski.

Cette névrite est-elle, comme nous l'avions d'abord pensé, consécutive à une inflammation des centres ner-veux, inflammation qui s'étendrait ensuite progressive-ment aux bandelettes optiques, et enfin à la papille ? Mais dans les nécropsies pratiquées chez des hystéri-ques, l'absence de toute lésion ne nous autorise pas à persister dans cette hypothèse. Il fallait donc chercher ailleurs la cause de la lésion que nous avions observée.

Chez les malades de M. Sichel, dont nous avons cité plus haut l'observation, ce médecin avait reconnu « un peu d'hyperémie de la rétine gauche, et une légère ré-plétion des vaisseaux choroïdiens. » Dans sa thèse inau-gurale, M. Hélot rapporte l'observation d'une femme atteinte d'hémiplégie hystérique, qui se trouvait dans le service de M. Fremy à l'Hôtel-Dieu ; il fit avec M. Ber-ger l'examen ophthalmoscopique de cette malade, et tous les deux remarquèrent également que les vais-seaux sanguins avaient un diamètre un peu aug-menté.

Chez la femme Etchevery, les lésions de la névro-rétinite ont été précédées aux deux yeux d'une congestion des vaisseaux rétiniens, congestion d'autant plus manifeste que les symptômes généraux étaient plus marqués. N'est-ce pas dans ces congestions successives et fréquemment répétées que nous devons chercher la véritable cause de la névro-rétinite ?

Qu'il nous soit permis de rapporter ici, à l'appui de cette hypothèse, l'observation d'une jeune fille que nous avons vue également à la Salpêtrière. Il s'agit d'une épileptique, il est vrai, et non d'une hystérique, mais les troubles visuels présentent ici une si grande analogie avec ceux observés dans l'hystérie, qu'il n'est peut-être pas sans intérêt de décrire ce que nous avons observé chez cette malade. M. Bourneville a bien voulu nous donner une note relatant l'histoire de cette malade, nous la transcrivons en entier.

Epilepsie datant de l'enfance. —Paralysie incomplète à gauche. — Traitement par le sulfate de cuivre. — Etat de mal épileptique. — Mort. (Observation résumée d'après les notes recueillies par M. Bourneville.

Marie Lamb..., 17 ans, entrée à la Salpêtrière, le 27 février 1872 (service de M. Charcot). De ses cinq frères ou sœurs deux ont eu des convulsions. A 19 mois, Lamb... à eu une première attaque de *convulsions* dites internes. Depuis ce moment, jusqu'à 4 ans, elle a des accès bizarres, durant à peine une minute, commençant par une sorte de rire convulsif. A 4 ans, accès de convulsions qui a duré trois heures. Ce ne serait qu'à partir de 11 ans qu'on aurait remarqué que les membres du côté gauche s'affaiblissaient peu à peu. Les accidents épileptiques se montraient presque quotidiennement (étourdissements surtout, accès rares). La paralysie est devenue plus prononcée de 12 à 16 ans.

En 1873, L... a eu 45 accès et 749 vertiges ou étourdissements. Durant les 5 premiers mois de cette année 25 accès et 330 vertiges. Traitement par le *sulfate de cuivre*, depuis le 21 février jusqu'au début de l'état du mal; aucune amélioration.

Le 7 juin, 4 accès et 4 vertiges. Depuis le 7 juin à 9 heures du soir, jusqu'à 8 heures ce matin (8 juin) 12 accès. De 8 heures à 9 heures et demie 5 accès; de 9 heures et demie à 10 heures et demie 3 accès. Jusqu'alors les accès qui le plus souvent se sont montrés par séries de trois, étaient séparés par une rémission, durant laquelle la connaissance reparaissait. L'*état de mal* s'est constitué de 10 heures et demie à midi, laps de temps durant lequel on a compté 17 accès. La température qui a 10 heures était de 38°, s'élevait à midi à 39°,3.

De midi à 6 heures du soir 122 accès. Résolution générale, face pâle, jaunâtre, pupilles contractées, sensibilité très-obtuse, coma profond, t. V 41°,4. Sous l'influence d'une application de ventouses scarifiées à la nuque, puis de sangsues derrière les oreilles, de glace sur la tête, il y a eu une amélioration passagère. La température est descendue à 40°,6. De 6 à 9 heures du soir jusqu'à 9 heures du matin, le 9 juin, 22 accès.

L'état comateux est moins prononcé aujourd'hui (9 juin) qu'hier soir. Les excitations, telles que le pincement, etc., produisent des mouvements réflexes ou des grimaces. La malade a pris un peu de bouillon pendant la nuit. Les membres du *côté droit* sont plus inertes que ceux du côté gauche. Des deux côtés on observe parfois de légers mouvements convulsifs. P. 146, R. 60, T. V. 40°,6.

A partir de midi le coma a augmenté. La peau s'est couverte de sueurs et la malade a succombé, sans avoir eu de nouveaux accès, à 5 heures du soir. A cet instant, T. V. 41°,4.

L'*autopsie* a fait voir une *atrophie considérable* de la moitié postérieure de l'hémisphère droit, qui pèse 370 gr. tandis que le gauche pèse 574 gr., et une atrophie de l'hémisphère cérébelleux gauche qui pèse 25 gr. de moins que le droit. Le *chiasma* et les *bandelettes optiques n'offraient rien de particulier*.

Chez cette malade on observait, en outre, après les accès, un état amblyopique qui persistait durant un ou plusieurs jours, s'accompagnant aussi de rétrécissement du champ visuel et de dyschromatopsie. Les examens ophthalmoscopiques que nous avions faits à diverses reprises dans le courant de l'année 1873-74 ne nous avaient révélé rien d'anormal dans l'état du fond de l'œil. C'est pendant l'état de mal épileptique, à la suite

duquel a succombé la malade, que nous avons pu observer un phénomène très-curieux : les artères étaient
gonflées, et on suivait leurs ramifications jusqu'à la périphérie de la rétine, les veines présentaient une largeur égale à trois ou quatre fois la largeur des artères ;
leur couleur était très-foncée, leur trajet sinueux. Pas
d'exsudation, l'image du fond de l'œil était parfaitement
nette dans toute son étendue.

Ne se passerait-il pas un fait analogue dans l'attaque
hystérique ? Telle est la question que nous nous sommes
posée, mais il nous a été impossible de nous en assurer
par un examen direct, à cause de l'extrême agitation
des malades. Toutefois les congestions successives, observées chez Etchevery pendant l'état de malaise qui
avait succédé aux vraies attaques, nous font penser que
cette supposition n'est pas sans quelque fondement.

C'est donc très-probablement à la congestion répétée
des vaisseaux rétiniens qu'est due l'amaurose dont est
atteinte Etchevery. Mais il s'agit ici d'une amaurose
bien peu fréquente, puisque nous n'avons trouvé nulle
part la relation d'un cas analogue. Briquet, de Graëfe
disent ne l'avoir jamais observée. Dans les observations
qu'ils rapportent, l'amaurose n'a jamais suivi une marche *progressive* comme chez notre malade ; le début a
presque toujours été *subit*, la durée de l'affection a varié de quelques semaines à quelques mois, *jamais au
delà*. Enfin l'examen ophthalmoscopique n'a, dans aucun cas, révélé l'existence d'une lésion, si ce n'est parfois un peu de congestion des vaisseaux rétiniens.

Cette congestion, assez souvent manifeste en dehors
des attaques, et que l'on observerait certainement beaucoup mieux si l'examen pouvait être fait pendant l'at-

taque même, cette congestion, dis-je, ne pourrait-elle pas amener par compression une paralysie des éléments nerveux, paralysie qui persisterait plus ou moins long-temps, suivant l'intensité et la durée de la compression, et qui occuperait une portion plus ou moins étendue de la rétine, suivant la quantité des éléments nerveux comprimés?

C'est là, croyons-nous, l'explication la plus rationnelle des phénomènes si variés, observés dans les troubles visuels des hystériques ; elle s'appuie sur quelques observations dans lesquelles la congestion a été nettement perçue ; elle nous semble enfin confirmée par les recherches physiologiques que nous avons entreprises d'après les conseils de M. Onimus, et dont on trouvera le résultat dans la seconde partie de ce travail.

SECONDE PARTIE

De la Dyschromatopsie.

Avant d'étudier les phénomènes de la dyschromatopsie, nous croyons intéressant et utile de rappeler les principales théories qui ont été émises sur la perception des couleurs dans l'œil normal.

On sait que tout faisceau lumineux est décomposé par un prisme en plusieurs faisceaux de couleurs différentes, dont la réunion constitue le *spectre* ou *gamme des couleurs*. Cette gamme commence par le rouge, puis viennent l'orange, le jaune, le vert, le bleu, l'indigo et enfin le violet. Mais parmi ces couleurs, il en est trois que l'on dit *élémentaires* ou *fondamentales*, parce que les rayons qu'elles émettent, mélangés en différentes proportions, peuvent produire sur notre rétine la même sensation que produirait un rayon émis par l'une des autres couleurs, appelées pour cela couleurs *complémentaires*.

Quelles sont les couleurs élémentaires? « Le rouge, le jaune et le bleu, qu'on regardait autrefois comme représentant les trois couleurs fondamentales, ne le sont pas en réalité d'après les recherches récentes des physiciens. Les peintres les désignent encore comme telles, et, en effet, ils peuvent, par leurs mélanges, reproduire avec assez de fidélité toutes les nuances et tous les tons ; mais il n'en est pas ainsi si l'on fait arriver sur la rétine les couleurs de même nom empruntécs au spectre solaire : la différence la plus frappante entre le mélange des couleurs pour la peinture et le mélange de lumière colorée, consiste en ce que les peintres obtiennent du vert par le mélange du bleu et du jaune, tandis que le mélange de lumière bleue et de lumière jaune donne de la lumière blanche » (1).

Nous admettrons donc comme couleurs fondamentales celles qui ont été proposées par Young, et qui semblent confirmées par les recherches récentes des physiciens et des physiologistes. Ces couleurs sont le *rouge*, le *vert* et le *violet*.

Comment percevons-nous ces couleurs et les nuances si nombreuses qu'elles présentent? Plusieurs théories ont été émises à ce sujet; nous nous contenterons de citer les principales.

Théorie de Young. — Cette théorie, qui date du commencement de ce siècle (2), avait passé presque inaperçue, lorsque Helmholtz, frappé de sa simplicité et de la facilité avec laquelle on pouvait ainsi expliquer tous les phénomènes de l'étude physiologique des couleurs, l'adopta et s'en fit l'ardent défenseur (3).

D'après Young, le nerf optique renfermerait trois ordres de fibres correspondant aux trois couleurs élémentaires. Les unes seraient surtout impressionnées par les ondes les plus excursives (rouge); les autres seraient plus sensibles aux ondes moyennes (vert); les troisièmes enfin seraient surtout excitées par les ondes les moins excursives (violet),

(1) M. Duval, Structure et usages de la rétine (thèse pour l'agrégation 1872).

(2) Th. Young, lectures ou natural philosophy.

(3) Helmholtz, Optique physiologique (traduction E Javal et Klein 1867)

Mais, outre la faculté d'être impressionné par une couleur spéciale à chacune d'elles, chaque ordre de ces fibres serait aussi sensible aux autres couleurs élémentaires, mais à un degré bien moindre. En conséquence, la perception des couleurs intermédiaires serait en quelque sorte la résultante de perceptions complexes réparties entre ces divers ordres de fibres. Ainsi :

« Le rouge simple excite fortement les fibres sensibles au rouge, et faiblement les deux autres espèces; sensation : rouge.

« Le jaune simple excite modérement les fibres sensibles au rouge et au vert, et faiblement celles du violet; sensation : jaune.

« Le bleu simple excite modérément les fibres du vert et du violet, faiblement celles du rouge; sensation : bleu.

« Le violet simple excite fortement les fibres qui lui appartiennent, faiblement les autres; sensation : violet (1) ».

Enfin, la notion de la couleur blanche serait due à une excitation également intense de chaque ordre de fibres; la notion du noir à l'absence de toute excitation de chacune d'elles.

A l'appui de cette ingénieuse théorie, Schelske (2) fait remarquer que si la perceptivité d'une couleur est anéantie, celle des autres doit être modifiée par l'absence de la première. On trouve la vérification de ce principe dans l'insensibilité normale de la périphérie de la rétine pour la couleur rouge.

(1) Helmholtz, loc. cit. p. 382.
(2) Zur Farfenempbindung von Rudolf Schelske, in *Archiv für Ophthalmologie*, t. **XI**, p. 171.

« Chacun de nous est aveugle pour le rouge, près de la limite du champ visuel. Nous voyons le mouvement d'une fleur de géranium, que nous faisons aller dans le champ de la vision, mais nous ne distinguons pas sa couleur, laquelle se confond avec celle du feuillage de la même plante (Helmholtz). »

Dans ce cas, la perception des couleurs est la résultante des impressions combinées de deux couleurs élémentaires seulement. La non-perception de la troisième couleur élémentaire explique les modifications survenues dans l'appréciation de toutes les couleurs en général.

L'hypothèse de Young n'a pas été cependant universellement adoptée, et, dans ces dernières années, M. Galezowski (1) crut devoir la rejeter complètement, parce que, dit-il, « elle n'est confirmée ni par l'anatomie, qui n'a pas découvert trois sortes de fibres, ni par des observations physiologiques et pathologiques » (2).

Théorie de Galezowski. — M. Galezowski propose donc une nouvelle théorie qui doit, d'après lui, donner une explication suffisante des phénomènes observés. Il assimile un cône de la rétine à un cône géométrique, et, si l'on se figure un faisceau lumineux venant frapper ce cône sur un point de sa surface, près du sommet, ce faisceau devra nécessairement, en traversant le cône, se dévier et se décomposer pour produire à la base des cercles concentriques du spectre solaire, depuis le rouge jusqu'au violet.

(1) Galezowski, Du diagnostic des maladies des yeux par la chromatoscopie rétinienne, 1868.
(2) Galezowski, Ibid., p. 93.

« Les sept cercles concentriques de la base resteront ainsi toujours et constamment sensibles et impressionnables pour ces sept couleurs. De sorte que, si une seule lumière arrive, par exemple la lumière bleue, elle ne pourra impressionner que la partie bleue de la base, les autres restant sans excitation, muettes. En supposant maintenant que la lumière blanche arrive sur le cône, elle se décomposera à la base; mais, comme à la fois ces sept parties seront impressionnées, il y aura production de la couleur blanche.

» Ainsi, toute couleur simple, primitive, du spectre solaire, traversera le cône sans se décomposer et ira ensuite impressionner une partie de la base qui correspond à la nature de la couleur. La direction de cette déviation sera définie par le degré de réfraction que possède chaque couleur, et pendant que le rouge passera jusqu'à la base presque sans être dévié, les rayons violets subiront un angle de déviation le plus considérable. Une couleur composée se décomposera dans le cône, pour produire simultanément à la base deux ou trois impressions, que le cerveau ensuite transformera en une impression mixte » (1).

D'autres hypothèses ont été émises pour expliquer la perception des couleurs; mais, outre que l'étude de chacune d'elles nous entraînerait au delà du cadre que nous nous sommes tracé, nous pensons que le peu de faveur avec laquelle elles ont été reçues, nous dispense d'y insister. Qu'il nous suffise de citer celle de Schultze (2) et celle de Zeuker (3).

(1) Galezowski, loc. cit., p. 102.

(2) Schultze, Sur la tache jaune de la rétine et son influence sur la vue normale et sur les anomalies de la perception des couleurs (trad. par Leber, in journal de Ch. Robin, p. 417, juillet 1866).

(2) La théorie de Schultze est basée sur les variétés que présente la

Si maintenant nous recherchons à laquelle des deux théories exposées précédemment, nous devons donner la préférence, nous trouverons peu fondé l'argument tiré par M. Galezowski, de ce que l'existence des trois ordres de fibres invoqués par Young et par Helmholtz, n'a nullement été reconnue par les recherches microscopiques ; car s'il est vrai que ces fibres n'ont point été signalées, il est vrai aussi que M. Galezowski est complètement en désaccord avec ces mêmes recherches microscopiques, quand il considère les cônes de la rétine comme des cônes parfaitement géométriques. Il n'y a là, en somme, qu'une identité de mots qui a fait croire à une identité de forme : « Le cône géométrique représenté par Galezowski est loin de répondre à la forme réelle de ces éléments. Les cônes sont bien coniques, il est vrai, mais d'une forme conique très-irrégulière ; ils sont renflés parfois comme une bouteille ventrue. Mais l'argument qui doit nous paraître décisif est celui-ci : nous savons que la tache jaune est le lieu le plus excitable et le plus délicatement excitable par des impressions colorées ; or, à ce niveau, on ne trouve, il

tache jaune, relativement à l'intensité de la coloration. Le pigment de cette portion de la rétine se trouvant, d'après les recherches de cet auteur, dans les couches les plus internes, il est évident qu'il exerce une certaine influence sur la perception subjective du bleu. Mais cela n'expliquerait qu'un mode de dyschromatopsie et, d'ailleurs, il n'est pas prouvé que les rayons bleus puissent être absorbés en totalité par le pigment de la tache jaune.

— Schultze ayant reconnu que les bâtonnets et les cônes étaient formés de paillettes disposées horizontalement et superposées, Zeuker a pensé que cette disposition en paillettes devait nécessairement donner lieu à une réflexion des rayons lumineux. Cette réflexion aurait pour effet d'arrêter plus ou moins complètement la propagation des ondes lumineuses, et c'est à cette réflexion plus ou moins complète que seraient dus les troubles de dyschromatopsie.

est vrai, que des cônes, *mais des cônes qui ont perdu entièrement leur forme conique*, ce sont des bâtonnets plus
épais et plus longs que les bâtonnets ordinaires » (1).

Quant aux expériences faites par Hüfner et par Rose,
en injectant une certaine dose de santonine, le premier
pour confirmer la théorie de Young, le second pour la
combattre, s'il est vrai que la contradiction qui existe
entre ces deux expérimentateurs ne nous permet pas
de tirer une conclusion, nous ne saurions admettre
non plus la curieuse hypothèse de M. Galezowski. Selon
lui, parmi les éléments nerveux chromatiques, les uns
seulement sont paralysés par la santonine, tandis que
les autres conservent leur faculté de perception; de
sorte que dans le cas dont il s'agit, tous les cercles concentriques des cônes, correspondant aux divers rayons
du spectre, seraient paralysés à l'exception de celui sur
lequel vient frapper le rayon jaune. C'est pour cela
que les individus ayant absorbé quelques centigram-
mes de santonine verraient tous les objets sous cette
couleur. Malgré toute l'autorité de M. Galezowski, nous
avons peine à nous figurer cette singulière action de la
santonine.

Nous pensons donc que la théorie de Young doit être
adoptée, parce qu'elle nous semble, mieux que toute
autre, répondre aux divers phénomènes de dyschromatopsie observés, parce que, enfin, elle nous paraît confirmée par la présence des lésions pathologiques que
nous avons déjà signalées et par les recherches expé-
rimentales auxquelles nous nous sommes livré.

Nous avons dit que toujours ou presque toujours,

____

(1) M. Duval, loc. cit , p. 124.

dans l'hystérie, lorsqu'il y a un certain degré d'amblyopie, cette amblyopie s'accompagne aussi de dyschromatopsie.

Mais ce phénomène n'est pas particulier à l'hystérie ; tantôt il est congénital, tantôt il est acquis et il s'accompagne de lésions du nerf optique et des membranes de l'œil ; tantôt enfin, et c'est ici le cas, il se déclare sans cause connue, et l'examen ophthalmoscopique ne donne que des résultats négatifs. Dans le premier cas, on peut l'expliquer par l'absence congénitale des fibres qui seraient excitées par la couleur non perçue, et dans le second cas, les lésions que l'on observe rendent parfaitement compte de ce symptôme. Mais dans les cas où l'on constate l'absence de toute lésion, il est moins aisé d'en donner une explication satisfaisante. Ces cas, cependant, sont nombreux ; outre l'affection qui nous occupe, la dyschromatopsie acquise et *non accompagnée de lésion apparente*, s'observe encore dans les amblyopies alcooliques, dans celles qui sont consécutives à l'abus du tabac (amblyopie des fumeurs), à l'usage habituel de l'opium, à l'action de certains médicaments toxiques (santonine, hyoscyamine, vératrine, etc., etc.). Et ce qu'il y a encore de plus intéressant dans ces divers cas, ce sont les nombreuses variations que présente le phénomène qui nous occupe, variations que l'on observe non-seulement d'un individu à l'autre, mais aussi chez un même individu examiné à des époques différentes. Ainsi, on verra plus loin que, dans les divers examens auxquels nous nous sommes livré à ce sujet, aucun ne s'accorde complètement, soit avec le précédent, soit avec le suivant.

Rose et Helmholtz avaient déjà observé que, dans le

cas de trouble chromatique consécutif à l'absorption d'une certaine dose de santonine, il y avait une modification assez considérable dans le volume des vaisseaux rétiniens : « Les vaisseaux de la rétine étaient remplis » (1). C'est là, en effet, croyons-nous, c'est dans la congestion des vaisseaux qui traversent les éléments nerveux de l'organe visuel, que nous devons chercher la cause des désordres chromatiques qui semblaient ne se rattacher à aucune lésion.

Nous avons déjà signalé le cas de Marie Lamb... qu'il nous a été possible d'examiner pendant une attaque ; déjà, à plusieurs reprises, l'examen ophthalmoscopique, fait en dehors des attaques, ne nous avait signalé l'existence d'aucune lésion, et, cependant, dans ce dernier examen, nous avons pu reconnaître une congestion excessive, manifeste surtout dans les veines. De même pour la nommée Etchevery, dont nous avons déjà parlé ; d'abord l'ophthalmoscope ne signale rien qui puisse expliquer les désordres visuels ; puis, une année après, M. Galezowski reconnaît une certaine injection des capillaires du nerf optique, injection qui va en augmentant progressivement ; puis, enfin, quelques mois après, il nous est permis de constater tous les signes d'une névro-rétinite.

Mais de ce que l'ophthalmoscope ne nous donne, dans la plupart des cas, aucun indice de congestion dans les vaisseaux rétiniens, devons-nous conclure que cette congestion n'existe pas ?

La marche de la maladie, l'analogie qu'il y a entre cette amblyopie hystérique et l'amblyopie alcoolique,

(1) Helmholtz, loc. cit., p. 398.

nous permettent de supposer que cette congestion existe dès le début de l'affection, quoique non apparente, et qu'elle est la cause des premiers symptômes.

Dans l'amblyopie alcoolique, en effet, on n'observe rien au début; mais plus tard, lorsque l'affection a fait des progrès, lorsque la vue a baissé d'une façon très-notable, les vaisseaux se gouflent, la rétine perd sa transparence, de légéres infiltrations séreuses se forment autour des vaisseaux, on observe des engorgements veineux; puis enfin, si la maladie n'est point enrayée dans sa marche progressive, si le malade continue à se livrer à ses funestes excès, il survient une atrophie plus au moins considérable du nerf optique, semblable à celle que l'on observe consécutivement à la névrite (1).

Les lésions révélées successivement par l'examen ophthalmoscopique, chez la nommée Etchevery, ne présentent-elles pas une grande analogie, et dans la marche et dans l'aspect, avec celles observées chez les vieux alcooliques?

Si nous passons maintenant à un autre ordre de considérations, nous espérons démontrer d'une façon plus positive, que c'est bien à l'état de congestion des vaisseaux de la rétine que sont dus l'amblyopie et les troubles chromatiques qui existent chez les hystériques.

Remak avait déjà observé (2) que les courants galva-

(1) Dans sa thèse inaugurale, M. Svynos cite l'observation d'une femme hystérique âgée de 27 ans, qui examinée à l'ophthalmoscope par M. Galezowsky, le 8 juillet 1871, ne présenta rien d'anormal. Elle fut revue dans le mois de novembre suivant, et le même médecin reconnut l'existence d'une atrophie de la papille très-marquée de l'œil gauche. (A. Svynos, Des amblyopies et des amauroses hystériques, 1873.)

Cette observation vient donc à l'appui de notre hypothèse.

(2) In clinique ophthalmologique de A. de Graëfe, trad par E. Meyer, 1868, p. 147.

niques, chez les sujets atteints de diverses affections
amblyopiques, provoquaient des différences dans la
perception des couleurs, mais sans pouvoir en indiquer
la cause ni le mécanisme.

Or, on connaît les intéressantes recherches de
M. Onimus, en ce qui concerne l'action des courants
continus sur la circulation intra-crânienne, et, en particulier, sur les vaisseaux rétiniens :

« Au moment où l'on ferme le circuit, il y a un léger
resserrement des artérioles, et les veines, au contraire,
se gonflent ; puis, pendant tout le temps que dure
l'électrisation, les artères sont plus grandes et plus ap-
parentes, et les veines reprennent leur calibre normal.
Au moment où l'on cesse le courant, il y a de nouveau
un léger resserrement artériel et un gonflement des
veines. Quelques minutes après l'électrisation, on trouve
encore les artères plus pleines, et par conséquent une
circulation plus active » (1).

Il nous a été donné de répéter à plusieurs reprises
cette curieuse expérience, sous la direction et avec le
bienveillant concours de M. Onimus, et, frappé de ces
résultats, nous avons pensé à en faire l'application à la
question qui nous occupe. S'il est vrai que les différences
dans la chromatoscopie, que l'on observe à un ou plusieurs jours d'intervalle chez une même malade, tien-
nent à un degré plus ou moins considérable de congestion dans les vaisseaux rétiniens, si l'on augmente
instantanément la congestion dans ces vaisseaux, on
doit augmenter aussi instantanément les désordres

____

(1) Onimus, 'Deux leçons sur l'emploi médical de l'électricité,
Paris, 1873, p. 36.

chromatiques. C'est, en effet, ce qui résulte des expériences auxquelles nous nous sommes livré; c'est ce résultat que nous exposons dans les observations qui vont suivre.

Selon les indications de M. Onimus, nous avons électrisé les ganglions cervicaux supérieurs, en plaçant les rhéophores de chaque côté de la nuque, en arrière du bord postérieur des muscles sterno-mastoïdiens, au-dessous des apophyses mastoïdes. Quant au nombre d'éléments employés, il a varié de 10 à 15, suivant la tolérance des malades.

Voici les résultats chromatoscopiques que nous avons obtenus sur les malades que M. Charcot a bien voulu nous indiquer.

OBSERVATION I. — Célina M..., âgé de 24 ans. — Anesthésie partielle du côté gauche.

COULEURS PRÉSENTÉES.	COULEURS PERÇUES.	
	Avant le passage du courant.	Après le passage du courant.
25 mai. Jaune...........	Jaune...............	Gris,
Bleu clair......	Blanc...............	Blanc.
Rouge	Rouge	Noir.
Bleu...........	Bleu...............	Bleu.
Rose..........	Blanc..............	Blanc.
Vert....	Vert...............	Gris.
Violet	Violet	Gris.
9 juin. Jaune............	Jaune...............	Jaune.
Bleu clair......	Blanc-grisâtre.......	Blanc.
Rouge	Bleu foncé..........	Noir.
Bleu...........	Bleu...............	Bleu-verdâtre.
Rose..........	Blanc..............	Blanc.
Vert..........	Vert...............	Vert.
Violet..........	Violet	Gris.
16 juin. Jaune..........	Jaune..............	Gris.
Bleu clair......	Blanc..............	Blanc.
Rouge	Rouge	Noir.
Bleu...........	Bleu...............	Bleu.
Rose...........	Gris.	Blanc.
Vert..........	Vert...............	Vert.
Violet	Violet..............	Gris.

OBSERVATION II. — Florence C..., âgée de 20 ans. — Anesthésie partielle du côté gauche.

COULEURS PRÉSENTÉES.	COULEURS PERÇUES.	
	Avant le passage du courant.	Après le passage du courant.
25 mai. Jaune..	Jaune...............	Gris.
Bleu clair.......	Blanc...............	Blanc.
Rouge........ ..	Rouge...............	Noir.
Bleu.,.........	Bleu...............	Bleu.
Rose..........	Gris	Gris.
Vert...........	Vert...............	Vert.
Violet..........	Lilas	Gris.
9 juin. Jaune..........	Toutes les couleurs	Jaune.
Bleu clair,......	sont perçues à peu	Gris.
Rouge.........	près normalement,	Rouge.
Bleu...........	quoique avec une cer-	Bleu.
Rose..........	taine hésitation.	Blanc.
Vert		Vert.
Violet..........		Violet.
16 juin. Jaune	Jaune...............	Gris.
Bleu clair.... .	Blanc..............	Blanc.
Rouge	Rouge...............	Noir.
Bleu..........	Bleu	Bleu.
Rose	Rose...............	Bleu-verdâtre.
Vert...........	Vert...............	Vert.
Violet.........	Violet...............	Gris.

OBSERVATION III. — Louise M..., âgé de 25 ans. — Anesthésie partielle du côté gauche.

COULEURS PRÉSENTÉES.	COULEURS PERÇUES.	
	Avant le passage du courant.	Après le passage du courant.
25 mai. Jaune...........	Jaune...............	Blanc.
Bleu clair......	Bleu...............	Violet.
Rouge	Rouge	Gris-noirâtre.
Bleu..........	Bleu...............	Bleu-verdâtre.
Rose..........	Jaune...............	Gris.
Vert..........	Vert...............	Vert.
Violet	Violet.............	Bleu.
9 juin. Jaune	Jaune...............	Les couleurs ne sont
Bleu clair......	Blanc...............	pas perçues ; la ma-
Rouge.........	Noir...............	lade n'accuse que des
Bleu...........	Bleu........	différences dintensité
Rose..........	Gris...............	depuis le gris clair
Vert	Vert...............	jusqu'au violet.
Violet.........	Gris...............	

16 juin.	Jaune	Jaune...............	Gris.
	Bleu clair.......	Blanc..............	Blanc.
	Rouge	Rouge	Noir.
	Bleu....	Bleu...............	Bleu.
	Rose	Gris...............	Gris.
	Vert..........	Vert..............	Bleu foncé.
	Violet	Bleu...............	Bleu.

OBSERVATION IV. Berthe C..., âgée de 20 ans. — Anesthésie du côté gauche.

Couleurs présentées.	Couleurs perçues.	
	Avant le passage du courant.	Après le passage du courant.
25 mai. Jaune..........	Jaune	Jaune.
Bleu clair......	Blanc	Gris.
Rouge :........	Rouge	Bleu foncé.
Bleu..........	Bleu	Bleu.
Rose.........	Gris	Jaune.
Vert..........	Vert	Vert.
Violet :.......	Violet	Gris.
9 juin. Jaune.........	Jaune	Gris
Bleu clair......	Gris	Blanc.
Rouge	Noir.	Noir.
Bleu..........	Bleu	Bleu.
Rose	Rose.	Gris.
Vert..........	Vert.	Vert.
Violet	Gris	Gris.
16 juin. Jaune.......	Jaune	Blanc.
Bleu clair....	Blanc	Gris.
Rouge	Rouge........	Noir.
Bleu	Bleu	Vert foncé.
Rose.	Blanc	Blanc.
Vert.	Vert.	Vert.
Violet	Gris.	Gris.

Des quatre observations que nous venons d'exposer, il résulte donc deux faits :

1° Que dans l'hystérie, les troubles chromatiques peuvent varier d'un jour à l'autre, suivant la congestion plus ou moins grande des vaisseaux rétiniens ;

2° Que si l'on augmente cette congestion sous l'influence des courants continus, les troubles chromatiques seront aussi augmentés.

De quelle façon, par quel mécanisme, l'état congestif
des vaisseaux amène-t-il la dyschromatopsie ? La théorie de Young étant admise, il est aisé d'expliquer la
dyschromatopsie congénitale ; elle est due évidemment
à l'absence des fibres excitables par les couleurs non
perçues. On pourrait, croyons-nous , expliquer d'une
façon analogue la dyschromatopsie due à une hyperémie des vaisseaux rétiniens. Ces vaisseaux, augmentant
de volume, le font évidemment en comprimant les éléments nerveux qui les entourent ; or, ces éléments nerveux, ainsi comprimés, ne répondent qu'incomplète-
ment à l'excitation des couleurs qu'ils sont chargés de
percevoir ou de transmettre au cerveau, et ils y répon-
dront d'autant moins qu'ils seront plus comprimés,
c'est-à-dire que la congestion sera plus considérable.
C'est du moins ce qui semble résulter des expériences
que nous avons rapportées.

Ce que l'on observe dans les cas d'atrophie consécutive à la névrite optique, vient à l'appui de ce que nous
avançons. Pendant tout le temps que dure la névrite, on
observe des variations dans les phénomènes chromatiques analogues à celles que nous avons signalées dans
l'amblyopie hystérique ; mais, plus tard, lorsque la névrite a disparu et qu'elle a fait place à l'atrophie d'une
portion plus ou moins considérable dunerf optique,
on peut remarquer un fait analogue à ce qui a lieu
pour la dyschromatopsie congénitale, c'est-à-dire que
certaines couleurs seulement sont perçues à l'exclu-
sion de toutes les autres, et que ces couleurs sont
toujours les mêmes.

TRAITEMENT.

Nous ne nous étendrons pas longuement sur le traitement que l'on devra opposer à ces désordres visuels
que l'on observe si souvent dans l'hystérie ; il est évident, en effet, que c'est à l'affection générale elle-même
que l'on devra principalement s'adresser. Quelle que
soit la méthode employée pour guérir l'amblyopie hystérique, la guérison n'aura lieu que si l'état hystérique
s'amende en même temps.

Briquet pense que le meilleur traitement de l'amblyopie hystérique est la faradisation. Connaissant l'action des courants induits sur la circulation, on peut
concevoir que ces courants puissent, en effet, amener
une amélioration.

M. Onimus a, en effet, démontré que les courants
induits produisent sur la circulation un effet inverse de
celui qui est produit par les courants continus, c'est-à-
dire qu'au lieu d'amener, comme ces derniers, une dilatation des vaisseaux, il les fait, au contraire, contracter
et diminuer de calibre. En faisant ici l'application de
cette action physiologique des courants d'induction, on
combattra la cause de l'amblyopie, c'est-à-dire la congestion des vaisseaux rétiniens ; mais il est évident que
l'amélioration ne persistera qu'autant que persistera
l'action des courants. C'est, du reste, ce qui a été observé chez les malades soumises à ce traitement.

De Graefe a beaucoup insisté sur un traitement qu'il
a fait subir à quelques-uns de ses malades, et par lequel

il a obtenu, dans certains cas, des résultats vraiment remarquables (1).

Ce traitement consiste à tenir les malades d'abord, pendant quelques jours, dans une chambre tout à fait obscure, puis, à partir du sixième ou huitième jour, d'augmenter graduellement la quantité de lumière. Plus tard, lorsque les malades sortent, ils doivent se servir de verres bleus, de nuances différentes, suivant l'intensité de la clarté extérieure.

Etant admise la congestion rétinienne, ces moyens nous paraîtront parfaitement rationnels. On sait, en effet, qu'une vive lumière amène de l'hyperémie de la rétine; or, si l'on soustrait celle-ci à cette influence, on conçoit facilement qu'il soit possible, dans un assez grand nombre de cas, d'amener une déplétion assez considérable des vaisseaux rétiniens, et par cela même de diminuer ou faire même disparaître entièrement les symptômes que nous avons décrits. Pour rendre ce traitement plus efficace, il serait bon, croyons-nous, d'y ajouter l'usage fréquent de bains de pieds sinapisés, l'application, plusieurs fois répétée à quelques jours d'intervalle, de ventouses sèches de Heurteloup, derrière les oreilles. Enfin, dans les cas d'amaurose absolue où l'on reconnaîtrait les signes d'une névrite, comme chez la femme Etchevery, peut être l'application d'un séton à la nuque donnerait-elle des résultats satisfaisants.

Mais, comme nous l'avons déjà dit, ce ne sont là que des moyens palliatifs, et lors même que l'on obtiendrait

(1) A. de Graefe, Clinique ophthalmologique, trad , E. Meyer, 1866, p 215.

une guérison complète des troubles actuels de la vision, on les verra toujours reparaître au bout d'un temps plus ou moins long, si l'hystérie elle-même ne s'améliore pas.

Paris. A. Parent, imprimeur de la Faculté de Médecine, rue M. le Prince, 31.

www.ingramcontent.com/pod-product-compliance
Ingram Content Group UK Ltd.
Pitfield, Milton Keynes, MK11 3LW, UK
UKHW021147140726
13695UKWH00005B/1980